TRAITEMENT

DES MALADIES

DES VOIES RESPIRATOIRES

DU MÊME AUTEUR

Recherches statistiques sur les accidents produits par l'accès épileptique, — en collaboration avec M. le docteur L. Reynaud. — broch. in-8° 1 fr.

De la Lithotritie périnéale dans la Cystotomie. — broch. in-8°. 1 fr.

Promenades d'un Naturaliste aux environs de Paris. — un vol. de 400 pages, elzévir. 2 fr.

Pour paraître prochainement

Entretiens familiers sur la médecine et l'hygiène.—Un vol.

Paris. — Typ. Alcan-Lévy, boul. de Clichy, 62.

TRAITEMENT
DES MALADIES
DES VOIES RESPIRATOIRES

DES ORGANES DES SENS ET DES CAVITÉS NATURELLES

CHEZ L'HOMME ET CHEZ LA FEMME

PAR L'ADMINISTRATION

Des Vapeurs, des Gaz médicamenteux et des Liquides pulvérisés

Au moyen de

L'APPAREIL PHARMACO-PNEUMATIQUE

DU

Docteur P. JULES RENGADE

(ARISTIDE ROGER)

PARIS
LIBRAIRIE DU PETIT JOURNAL
21, boulevard Montmartre
ET CHEZ L'AUTEUR, 29, RUE DE LABRUYÈRE

TRAITEMENT DES MALADIES

DES VOIES RESPIRATOIRES

I

DE L'ABSORPTION PULMONAIRE

Depuis bien longtemps. on a constaté qu'un gaz ou une vapeur répandus dans l'atmosphère pouvaient être facilement absorbés par les poumons.

On a même été frappé dans certains cas de la promptitude avec laquelle cette absorption se produisait et de l'intensité des phénomènes anormaux qui se manifestaient alors.

On sait avec quelle rapidité se produisent l'anesthésie par les vapeurs du chloroforme ou de l'éther, et l'empoisonnement par les émanations d'acide carbonique, d'oxyde de carbone, d'acide sulfhydrique, de vapeurs mercurielles, etc., etc.

Un grand nombre de chimistes ont éprouvé des symptômes plus ou moins alarmants à la suite d'inhalations gazeuzes, et, dans quelques cas de ce genre, plusieurs d'entre eux ont péri, victimes d'une véritable intoxication.

C'est aussi par les voies respiratoires que pénètrent dans l'économie ces miasmes pernicieux qui occasionnent la plupart des fièvres, la peste, le choléra, le typhus, la grippe, et tant d'autres maladies dangereuses qu'il est inutile d'énumérer. Il n'est donc pas étonnant que les médecins aient de tout temps songé à se servir des voies aériennes pour l'administration rapide des médicaments à l'état de gaz ou de vapeurs.

II

HISTORIQUE

Les fumigations et les vaporisations aromatiques dont les anciens faisaient un grand usage, nous rendent encore aujourd'hui des services incontestables ; mais c'est pourtant à la médecine moderne que revient tout l'honneur d'avoir posé les premières bases de la *thérapeutique respiratoire.*

Les appareils vaporisateurs pour l'administration de l'éther ou du chloroforme furent les premiers construits dans le but d'introduire dans les poumons les émanations d'un liquide volatil. Dans ces appareils, un courant d'air traverse une éponge imbibée de la substance que l'on veut faire absorber, et porte dans les voies respiratoires les vapeurs qu'il entraîne avec lui.

Vinrent ensuite ces ingénieux *pulvérisateurs* dont M. Sales-Girons s'est occupé le premier avec tant de succès et dont on a imaginé tant de types différents durant ces dernières années. Avec ces instruments, ce n'est plus un gaz ou une vapeur qui pénètrent dans les voies aériennes, mais bien le liquide médicamenteux lui-même, réduit en un brouillard d'une excessive ténuité.

Presque à la même époque ont paru les appareils pour la vaporisation à chaud de quelques substances particulières, telles que la teinture d'iode, par exemple. Une lampe à alcool placée sous le récipient fait dégager les vapeurs que le malade aspire au moyen d'un tube en caoutchouc adapté au col du vaporisateur.

L'aérothérapie, c'est-à-dire le traitement par l'air comprimé ou raréfié, parut ensuite, mais le matériel considérable qu'elle exige ne permettra jamais à l'aérothérapie de prendre une grande extension. Il est d'ailleurs facile d'obtenir la plupart de ses effets au moyen des gaz ou des mélanges gazeux.

Les gaz usités jusqu'à ce jour en thérapeutique sont : l'oxygène, l'azote, l'acide carbonique, le protoxyde d'azote et l'hydrogène.

Employés purs ou mélangés à l'air, en proportions diverses, ils ont donné dans un grand nombre de maladies des résultats extrêmement satisfaisants; mais, comme il serait inopportun et beaucoup trop long d'analyser ici leur action, je me borne à renvoyer le lecteur au remarquable ouvrage que M. le docteur Demarquay a publié récemment sur cet important sujet (1).

Tel était en résumé l'état de la science quand j'ai eu l'idée de construire l'appareil dont je vais donner la description.

J'ai voulu qu'il servît non-seulement à l'administration par les voies aériennes des médicaments vaporisés d'après la méthode que j'ai conçue, ma s encore à leur introduction sous cette forme, dans toutes les cavités naturelles,

(1) Demarquay. *Essai de pneumatologie médicale*, in-8. Paris, 1866.

ainsi qu'à leur application locale ou générale à la surface de la peau.

J'ai voulu aussi, profitant des travaux de mes prédécesseurs, qu'il me permît d'administrer de toutes les façons les gaz et les vapeurs de toute nature, et de pulvériser à mon gré les liquides médicamenteux.

J'ai été assez heureux pour voir mes projets se réaliser après six mois de patientes études.

III

APPAREIL PHARMACO-PNEUMATIQUE

Cet appareil, destiné surtout à la production et à l'administration d'une atmosphère chargée de médicaments, se compose essentiellement de deux pièces principales, savoir :

Une machine aspirante et foulante,
Une éprouvette à évaporations.

Cette éprouvette, qu'on enlève au besoin, peut être remplacée par un des accessoires suivants, ou se relier avec lui, pour former un seul appareil.

Ces accessoires sont :

Un pulvérisateur,
Un vaporisateur,
Une éprouvette ordinaire pour recevoir et laver les gaz.

MACHINE ASPIRANTE ET FOULANTE.

Elle se compose de deux corps de pompe placés l'un à côté de l'autre, et dont les pistons ne fonctionnent pas simultanément, afin qu'il y ait le moins d'intermittence possible entre les jets gazeux lancés par la machine.

Le jeu de celle-ci est des plus simples :

Un axe coudé supporté par deux piliers et recourbé en deux endroits, s'articule avec l'extrémité supérieure de la tige des pistons, et fait mouvoir ceux-ci quand on fait tourner la manivelle. (Voir la figure.)

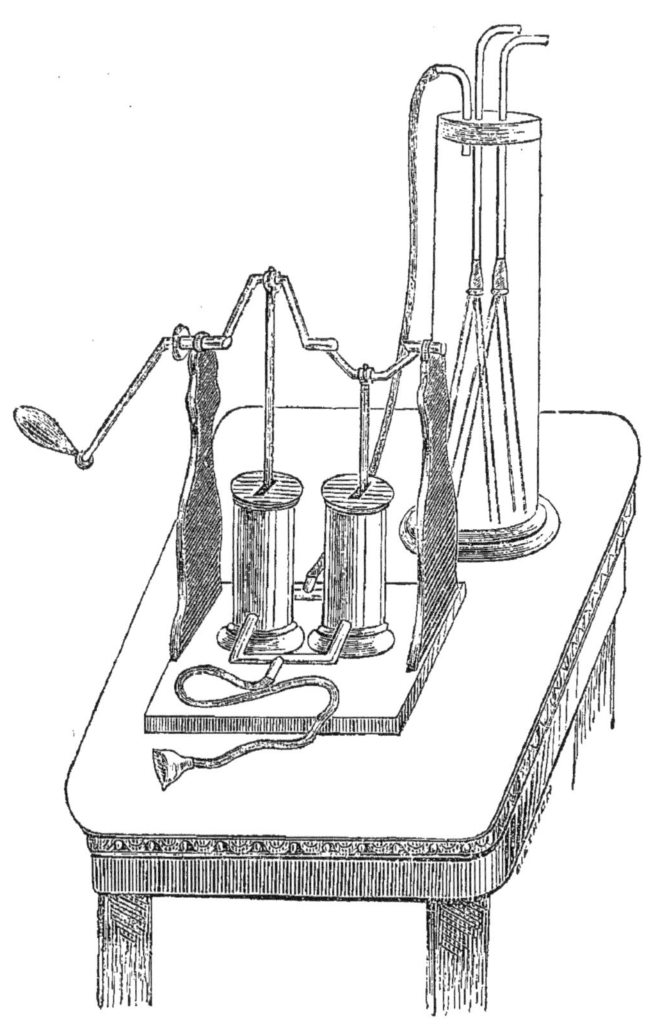

Les gros tubes qui partent de la base des cylindres sont garnis de soupapes et se réunissent de chaque côté en un tube médian auquel s'adaptent les divers récipients et les petits tubes d'aspiration ou de projection.

La capacité des deux corps de pompe réunis est d'environ 700 centimètres cubes. Elle pourrait être un peu moindre sans inconvénient, mais il serait inutile qu'elle fût plus considérable.

Chaque tour complet de la manivelle fait donc passer à travers la machine 700 centimètres cubes de gaz, de vapeur, ou d'air chargé de principes médicamenteux.

Dans ces deux derniers cas, on sera curieux peut-être de savoir quelle quantité de médicament est contenue dans la quantité donnée du véhicule gazeux, de connaître, en un mot, combien 700 centimètres cubes d'air entraîneront de teinture d'iode, par exemple, en traversant une éprouvette remplie de ce liquide.

Ce dosage peut être fait assez facilement au moyen de l'analyse, mais on comprend qu'il doit varier considérablement avec le degré de volatilité du liquide soumis à ce mode d'évaporation.

ÉPROUVETTE A ÉVAPORATIONS.

C'est une éprouvette graduée ordinaire de $0^{m}09$ de diamètre et d'une capacité de deux litres. Elle est hermétiquement fermée par un bouchon percé de trois trous pour le passage des tubes.

Ceux-ci comprennent :

1° Un tube simple, *aspirateur* courbé à angle droit et ne dépassant que d'un centimètre environ la surface inférieure du bouchon à l'intérieur de l'éprouvette.

2° Deux tubes, que je nomme *tubes fasciculés* parce

qu'à leur partie moyenne évasée en entonnoir vient s'implanter un groupe de quatre tubes plus petits plongeant jusqu'au fond du vase. Ces tubes sont brisés à leur partie supérieure au-dessous du bouchon, et réunis par des ajustages en caoutchouc, afin qu'ils aient plus de souplesse et moins de fragilité.

Voici comment on obtient des atmosphères médicamenteuses au moyen de la pompe et de l'éprouvette.

ATMOSPHÈRES MÉDICAMENTEUSES.

La quantité de médicament, liquide à placer dans l'éprouvette, peut varier de 400 à 1,000 centimètres cubes, suivant sa volatilité, sa consistance et son degré de concentration.

Plus la colonne liquide aura de hauteur, plus les bulles d'air s'imprègneront du médicament en la traversant.

Aussitôt que le liquide est introduit, on plonge dans l'éprouvette les tubes fasciculés adaptés au bouchon, et, pour rendre impossible la pénétration de l'air entre le liége et le bord de l'éprouvette, on les entoure d'un manchon en caoutchouc.

L'imperméabilité ainsi obtenue, on joint le tube aspirateur à celui de la machine, et l'on fait fonctionner celle-ci.

Immédiatement le vide tend à se produire dans l'éprouvette entre la face inférieure du bouchon et la surface du liquide, mais de nombreuses bulles d'air arrivent à la hâte par l'ouverture inférieure des tubes fasciculés, elles traversent toute la masse liquide, la soulèvent, l'enflent, la font bouillonner pour peu que le mouvement des pistons soit un peu accéléré, et remplissent tout l'espace libre de l'éprouvette d'une atmosphère extrêmement riche en principes médicamenteux.

C'est cette atmosphère qui s'est imbibée bulle à bulle du médicament, qui s'en est imprégnée et saturée en le traversant, que l'on enlève à chaque coup de piston et qu'on envoie au malade par le tube antérieur de la machine.

La disposition des tubes en faisceaux est des plus utiles. Grâce à elle, l'air qui vient du dehors est forcé de se diviser en petites bulles qui s'imprègnent du liquide médicamenteux bien plus facilement que ne le feraient des bulles plus grosses, et par conséquent les résultats obtenus seront d'autant meilleurs que la *tamisation* de l'air sera plus parfaite.

On conçoit que la nature du médicament doit être ici de la plus haute importance. Il est certain que plus il sera volatil, plus l'air qui le traverse pourra l'entraîner et l'évaporer.

Les solutions aqueuses de sels minéraux ne sont guère avantageuses, mais tous les liquides volatils, l'alcool, l'éther, les essences,etc., employés purs ou même étendus, donnent d'excellents résultats. La plupart des extraits des alcoolats et des teintures pharmaceutiques sont entraînés avec une extrême facilité. Il est du reste possible, en employant comme véhicules l'alcool et l'éther, soit séparément, soit mélangés entre eux ou avec tout autre liquide, d'obtenir les préparations les plus satisfaisantes.

Les nombreuses expériences que j'ai faites sur ce point important ont réussi à merveille, et, dans l'air projeté par la machine, j'ai toujours retrouvé en abondance le médicament contenu dans l'éprouvette.

La teinture d'iode pure, et même à moitié étendue d'eau, le perchlorure de fer en teinture, le laudanum, les extraits et les teintures de belladone, de jusquiame, de digitale, etc., etc.; le goudron et la térébenthine fluidifiés par l'alcool, le gazéol, des solutions de plusieurs alcaloïdes au moyen desquelles j'ai facilement pu empoisonner des poissons, et tant d'autres médicaments que je passe sous silence, m'ont fourni des atmosphères d'une grande richesse au point de vue de leur application thérapeutique.

Rien n'est plus facile d'ailleurs que de prouver d'une manière irréfutable la présence des principes médicamenteux dans l'air qui a traversé le liquide des éprouvettes.

Prenons deux exemples :

Faisons passer d'abord des bulles d'air à travers 500 centimètres cubes seulement de teinture d'iode, et présentons à l'air, expulsée par la machine, une soucoupe à demi pleine d'amidon détrempé.—Celui-ci bleuira presque instantanément.

Répétons ensuite l'expérience avec une solution de perchlorure de fer dans l'alcool éthéré, et remplaçons la soucoupe d'amidon par un tube contenant une petite quantité de tannin dissous dans l'eau. — Nous aurons immédiatement une couleur noire caractéristique.

Nous pourrions multiplier ces expériences avec la plus grande facilité.

IV

ACCESSOIRES

PULVÉRISATEUR.

Il a tous les avantages des divers instruments de ce genre connus jusqu'à ce jour, et présente une grande analogie avec les pulvérisateurs de MM. Richardson, Stopfer, etc., qui pourraient au besoin le remplacer.

Il se compose d'un flacon gradué dont le bouchon est percé de deux ouvertures. L'une reçoit un tube droit plongeant jusqu'au fond du liquide et très effilé à sa partie supérieure. Dans l'autre, passe un tube coudé très court qui s'arrête au niveau de la face inférieure du bouchon, et s'insère par son extrémité extérieure dans un liége placé à l'orifice d'un gros tube à entonnoir.

Le bouchon de ce dernier est percé d'une autre ouverture dans laquelle s'insinue un troisième petit tube qui se recourbe pour aller s'ouvrir par une extrémité effilée, un peu en arrière et au niveau de celle qui termine le tube droit.

Le jeu de l'appareil est facile à comprendre.

Le tube à entonnoir est mis en communication avec la pompe foulante, aussitôt l'air est projeté dans les deux petits tubes coudés. Une partie pénètre dans le flacon pour exercer une compression considérable sur le liquide à poudroyer et le faire jaillir en mince filet par le tube droit; l'autre passe en même temps par le tube supérieur, s'échappe par son orifice, et rencontrant alors le jet du liquide, elle le brise et le réduit en brouillard.

VAPORISATEUR.

C'est un ballon à trois tubulures, antérieure, postérieure et supérieure, placé sur un support au-dessus d'une lampe à alcool.

La substance à vaporiser, liquide ou solide, est introduite par la tubulure supérieure que l'on bouche ensuite très solidement.

La tubulure postérieure est mise en communication avec la pompe foulante, et, à mesure que les vapeurs emplissent le ballon, elles sont vivement chassées par le courant d'air à travers la tubulure antérieure en face de laquelle est assis le malade.

ÉPROUVETTE POUR RECUEILLIR ET LAVER LES GAZ.

Tous les gaz dont on veut faire usage ne doivent être administrés qu'après un lavage préalable. On se sert pour cela d'une éprouvette à pied contenant quelques centimètres cubes d'eau pure. Le gaz arrive par un tube adducteur plongeant jusqu'au fond du liquide, et il est enlevé par un tube coudé communiquant avec la pompe aspirante. Cette éprouvette sert en outre de *récipient* pour les mélanges gazeux.

V

FORMES MÉDICAMENTEUSES

Spécialement destinées

A L'APPAREIL PHARMACO-PNEUMATIQUE.

J'ai classé de la manière suivante les médicaments qu'il est possible d'administrer au moyen de l'appareil dont je viens de donner la description :

1° Les gaz. — 2° Les atmosphères médicamenteuses. — 3° Les vapeurs humides et sèches. — 4° Les pulvérisations. — 5° Les mélanges et combinaisons.

GAZ.

Les gaz employés jusqu'à ce jour en médecine ne sont pas très nombreux. En revanche, ils sont presque tous de la plus grande efficacité dans la plupart des maladies ; et, dans son excellent ouvrage, M. Demarquay rapporte de merveilleuses guérisons obtenues par l'emploi de quelques-uns d'entre eux.

Je n'insiste pas ici sur la préparation de ces gaz qui est tout à fait du ressort de la chimie, mais je répète qu'ils ne doivent être administrés qu'après un lavage convenable dans l'éprouvette décrite ci-dessus.

Les gaz usités jusqu'à présent sont : l'*acide carbonique*, — l'*oxygène*, — l'*azote*, — le *protoxyde d'azote* — et l'*hydrogène*.

Ozone : J'ai eu l'idée d'ajouter à cette liste l'*ozone* qui peut donner d'excellents résultats dans plusieurs maladies, entre autres dans le *choléra*, dont la cause paraît due à une raréfaction de l'ozone de l'air. Le procédé de M. Schœnbein est, à mon avis, celui qui doit être adopté pour la préparation de ce gaz. Le savant chimiste que je viens de nommer « introduit du bioxyde de barium finement pulvérisé dans une solution faite à froid de permanganate de potasse dans l'acide sulfurique pur; et il admet que l'ozone formé dans cette réaction constitue cette variété particulière d'oxygène actif qu'il a nommée antozone.» (1)

ATMOSPHÈRES MÉDICAMENTEUSES.

J'ai dit plus haut la manière de les préparer. Je me contenterai de répéter ici que la plupart des substances phar-

(1) A. Wurtz. Traité élémentaire de chimie médicale. 2 vol. in-8°. Paris, 1864.

maceutiques solubles dans un liquide un peu volatil, peuvent être employées à cet usage, et je donnerai comme exemples les formules de quelques solutions dont je me sers habituellement, parce qu'après de nombreuses expériences elles m'ont semblé les plus avantageuses.

Atmosphère iodée.

Teinture d'iode. . . . . . . 1,000 centimètres cubes.

Atmosphère résineuse.

Goudron liquide (ou térébentine).	400	cent.	cubes.
Alcoolat vulnéraire	250	—	—
Ether sulfurique.	50	—	—

Atmosphère antispasmodique.

Eau de laurier cerise	200	cent.	cubes.
Teinture de valériane.	200	—	—
Eau de mélisse.	200	—	—
Ether sulfurique.	100	—	—

Atmosphère narcotique.

Laudanum de Sydenham.	400	cent.	cubes.
Ether sulfurique	50	—	—
Alcool.	50	—	—

Ces quelques exemples suffiront, je le pense, à montrer la simplicité et l'efficacité réelle que présentent ces préparations.

VAPEURS HUMIDES ET SÈCHES.

Elles servent aux fumigations et se préparent dans le vaporisateur que j'ai décrit plus haut. On les dirige au moyen d'un tube de caoutchouc vers les voies aériennes, ou sur une partie quelconque du corps. Je range sous le titre de *vapeurs humides* toutes celles qui sont fournies par des décoctions de plantes, par les alcoolats, les teintures, etc., etc.; et sous celui de *vapeurs sèches*, je classe les fumigations *sulfureuses*, *mercurielles*, etc.

PULVÉRISATIONS.

Le pulvérisateur, adapté à l'appareil pharmaco-pneumatique permet d'employer toutes les solutions à poudroyer dont on a fait usage jusqu'à ce jour.

On sait que les substances les plus actives, les alcaloïdes, par exemple, doivent surtout être choisies pour la pulvérisation.

MÉLANGES ET COMBINAISONS.

Ils se préparent dans l'éprouvette à recueillir les gaz, et peuvent être variés pour ainsi dire à l'infini. Je me contenterai de donner quelques exemples :

1° MÉLANGES D'AIR ET DE GAZ.

L'air peut se mélanger en toutes proportions avec les divers gaz employés. Presque tous ces gaz, l'ozone et l'acide carbonique surtout, devront toujours être administrés à l'état de mélange.

2° MÉLANGES DE GAZ ENTRE EUX.

Exemple : hydrogène et acide carbonique.

3° MÉLANGES ET COMBINAISONS D'UN MÉDICAMENT.

A. — *Avec l'air :*

Ex. Atmosphères médicamenteuses.

B. — *Avec un gaz :*

Ex. Solution médicamenteuse traversée par l'hydrogène.

C. — *Avec plusieurs gaz :*

Ex. Solution traversée par l'hydrogène et l'acide carbonique mélangés.

D. — *Avec un mélange d'air et de gaz :*

Ex. Solution traversée par l'air ozoné.

4° MÉLANGES ET COMBINAISONS DES VAPEURS HUMIDES ET SÈCHES.

Ces vapeurs peuvent être chassées :

A. — *Par l'air pur ou mélangé.*
B. — *Par un gaz.*
C. — *Par un mélange de gaz.*

5° MÉLANGES ET COMBINAISONS DES PULVÉRISATIONS.

Les solutions médicamenteuses peuvent être poudroyées :

A. — *Par l'air pur ou mélangé.*
B. — *Par un gaz.*
C. — *Par un mélange de gaz.*
D. — *Par un mélange d'air et de vapeur mêlée ou non à un gaz.*

Je recommande particulièrement ces derniers procédés. La pulvérisation d'une solution médicamenteuse par un autre fluide, médicamenteux lui-même, est un moyen thérapeutique auquel j'attache une grande importance, et qui mérite d'être fréquemment mis en usage.

IV

MODES D'ADMINISTRATION

L'appareil pharmaco-pneumatique permet d'administrer, de diverses façons, les médicaments gazeux, les vapeurs et les solutions pulvérisées.

Il donne la possibilité de les employer en *inhalations*, en *douches*, et en *injections*.

INHALATIONS.

L'introduction des médicaments par la voie respiratoire peut être pratiquée de trois manières différentes :

1° PAR LA RESPIRATION LIBRE DANS UN MILIEU MÉDICAMENTEUX.

On peut se servir pour cela d'une petite chambre respiratoire fermée par des rideaux cloués autour d'un plafond circulaire de 0m50 centimètres de diamètre. Le malade, assis dans un fauteuil, est complètement enveloppé par les rideaux, et c'est à travers une ouverture pratiquée dans l'étoffe qu'on lui envoie les gaz ou les vapeurs. La chambre respiratoire est inutile dans le cas d'une solution pulvérisée.

2 PAR L'INHALATION AU MOYEN D'UNE EMBOUCHURE.

Le malade, assis vis-à-vis de l'appareil, tient dans sa main l'extrémité du tube auquel est fixée l'embouchure ; il applique celle-ci sur le bord de ses lèvres et aspire naturellement et sans fatigue les médicaments qui lui sont administrés.

Ces deux premiers modes d'inhalation sont surtout avantageux dans les maladies de la trachée, des bronches et du poumon.

3° PAR LA PROJECTION DU MÉDICAMENT.

On se sert pour cela d'un tube droit ou courbe, d'un calibre d'autant plus étroit qu'on veut obtenir un jet plus violent.

Pendant qu'un aide fait mouvoir la machine, le médecin dirige le jet de gaz et de vapeur dans la bouche du malade qui respire sans efforts.

Ce procédé d'inhalation peut être plus utile que ceux qui précèdent dans les affections de la gorge et du pharynx.

Les solutions pulvérisées sont dirigées simplement vers les voies aériennes du malade, et celui-ci, la bouche ouverte, aspire la poussière humide qui se répand dans l'air.

DOUCHES ET INJECTIONS.

Elles se pratiquent à l'aide des tubes qui servent à l'inhalation par la méthode décrite ci-dessus :

On peut les diviser en :

DOUCHES *cutanées*, que l'on administre sur un point quelconque du corps, — *oculaires* sur la muqueuse de l'œil, — *auriculaires* dans la conque de l'oreille et le conduit auditif, — *buccales*, sur les parois internes des joues, la muqueuse pharyngée, les amygdales, le voile du palais; dans les fosses nasales postérieures, les trompes d'Eustache, l'orifice du larynx, etc. — *Nasales* sur la pituitaire et dans le canal nasal.

INJECTIONS *vésicales* qu'on peut laisser séjourner dans

la vessie, ou retirer au fur et à mesure au moyen d'une sonde à double courant. — *Vaginales*, — *utérines*, — *rectales*, dont l'administration peut être faite à l'aide d'un tube en caoutchouc, en buis ou en ivoire.

VII

APPLICATIONS THÉRAPEUTIQUES

L'appareil pharmaco-pneumatique, grâce aux nombreux médicaments qu'il permet d'utiliser, est applicable au traitement d'un grand nombre de maladies.

Je vais donner la liste à peu près complète de toutes celles que l'on peut combattre le plus avantageusement et contre lesquelles les divers procédés que je viens d'indiquer sont d'une incontestable efficacité.

Je renvoie les lecteurs qui voudraient avoir dans tous leurs détails de nombreux exemples de guérison par les gaz, au savant ouvrage de M. le docteur Demarquay.

1° MALADIES DES VOIES RESPIRATOIRES.

A. — MALADIES DU POUMON. — *Phthisie*. — *Asthme*. — *Bronchite capillaire*.—*Pneumonie*.—*Toutes les maladies chroniques de la poitrine*. — *Dilatation des bronches*. — *Coqueluche*. — *Hémoptysie*. — *Angine de poitrine*. — *Cyanose*. — *Asphyxie*. — *Maladies du cœur amenant des troubles respiratoires*. — *Maladies de la plèvre*. — *Pleurésie aiguë, Chronique, Enkystée*. — *Hydro-pneumothorax, etc., etc.*

B. — MALADIES DE LA TRACHÉE ET DU LARYNX. — *Trachéite. — Bronchite aiguë et chronique. — Grippe. — Ulcérations de la trachée. — Laryngites. — Phthisie laryngée. — Spasme de la glotte, et toutes les affections de l'appareil vocal, etc.*

C. — MALADIES DU NEZ ET DES FOSSES NASALES. — *Coryza. — Ozène. — Epistaxis. — Ulcérations et abcès de la cloison du nez, du canal nasal et des fosses nasales, etc.*

2° MALADIES DE L'APPAREIL DIGESTIF.

A. — MALADIES DE LA BOUCHE. — *Stomatites. — Scorbut. — Abcès des gencives ou des parois buccales. — Ulcérations. — Maladies de la langue.*

B. — MALADIES DU PHARYNX. — *Angine aiguë et chronique. — Amygdalites. — Abcès et ulcérations de toute nature.*

3° MALADIES DES ORGANES DES SENS.

A. — MALADIES DES YEUX. — *Ophthalmies. — Conjonctivites. — Blépharites — Kératites. — Ulcérations de la cornée, etc.*

B. — MALADIES DE L'OREILLE.. — *Otites. — Névralgies de l'oreille.*

C. — MALADIES DE LA PEAU. — *Erythèmes. — Eczéma. — Herpès. — Zona. — Roséole. — Urticaire. — Pellagre.*

4° NÉVROSES.

Epilepsie. — Hystérie. — Eclampsie. — Chorée. — Hypochondrie. — Paralysie. — Anesthésies partielles. — Migraine. — Névralgies de la face. — Intercostale. Sciatique. — Ergotisme, etc.

5° FIÈVRES ET MALADIES PESTILENTIELLES.

Fièvres continues. — Typhoïde. — Intermittente. — Choléra. — Typhus, etc.

6° MALADIES CONSTITUTIONNELLES.

Diathèse tuberculeuse. — Rhumatisme. — Goutte. — Cancer. — Syphilis. — Rachitisme. — Scrofule. — Chlorose. — Anémie.

7° MALADIES DES ORGANES GÉNITO-URINAIRES.

Maladies de la vessie. — Hématurie. — Cystites. — Uréthrites. — Leucorrhée. — Ulcérations du col de l'utérus. — Métrorrhagies, etc.

4297—Typ. Alcan-Lévy, boul. de Clichy, 62.

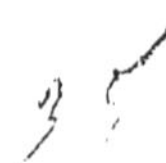

www.ingramcontent.com/pod-product-compliance
Ingram Content Group UK Ltd.
Pitfield, Milton Keynes, MK11 3LW, UK
UKHW021157230726
13926UKWH00001B/142